Notes / Ex

Cela fait longtemps que je me bats que je lutte que je fais attention à zut en fait il faut commencer par là !!!!
Arrêter de parler de notre poids comme d'une malédiction, un combat, une lutte... C'est tellement négatif !

C'est pour cela que je ne parles plus de "Perdre du poids" mais de retrouver la forme, les formes.

Quand on parle de privations, mon Enfant intérieur se réveille et d'office se met en opposition. Alors que retrouver "les formes" ça a quelque chose de ludique. Si en plus je transforme cela en défi, en challenge avec récompense à la clé. Ça devient un vrai plaisir ! Donc faites attention aux mots que vous utilisez !
Ce livret contient des affirmations positives, quelques pistes et dans la version papier des feuilles lignées pour tout noter.

Donc cela fait des années que j'essaie de retrouver les formes et surtout de les maintenir dans le temps. La forme (santé) ça va je l'ai déjà. Mon corps et ses jolies formes, me permettent de faire pleins de trucs. Ma santé est bonne. Je fais beaucoup de Médecine Préventive (mammographie, prises de sang métaboliques, glycémie pour le contrôle et la détection du diabète) et ça me réussit bien. J'adore manger et cela ne changera pas. Je suis une mangeuse émotionnelle. C'est pour cela que plutôt que manger moins et me priver, je mange mieux. Plus de légumes, moins de viandes (et seulement du local), moins de sucres blancs, moins d'aliments industriels, moins d'alcool (j'aime encore bien un bon verre...).

<u>Les conseils</u> :

Qu'est ce qu'on peut être saouler par les conseils de toutes sortes. Et avec l'été qui arrive à l'horizon, ça va être encore plus fort.

Perdre du poids rapidement et sans effort, ce n'est juste pas possible. C'est de la physique. Le but reste quoiqu'il arrive de :

"DÉPENSER PLUS QUE CE QU'ON INGÈRE".

Bon dans certain cas métaboliques, ce n'est pas si simple. J'ai un soucis d'hypothyroïdie qui rend mon métabolisme lent et donc la perte de poids est plus lente et plus fastidieuse. Par contre la reprise est fulgurante. Donc si vous avez une maladie chronique surtout métabolique, il va vous falloir encore plus de patience et de compassion pour vous même.

La perte de poids comme solution au mal-être :

Autre chose, c'est que la perte de poids n'est pas toujours la solution au mal être. C'est pour cela que je parle de "Remise en Forme" parce que c'est plus global.

On travaille sur tous les Plans : le physique mais aussi le mental et surtout l'émotionnel. Si on ne travaille qu'un des côté du triangle, il est déséquilibré et on ne va pas vraiment mieux.

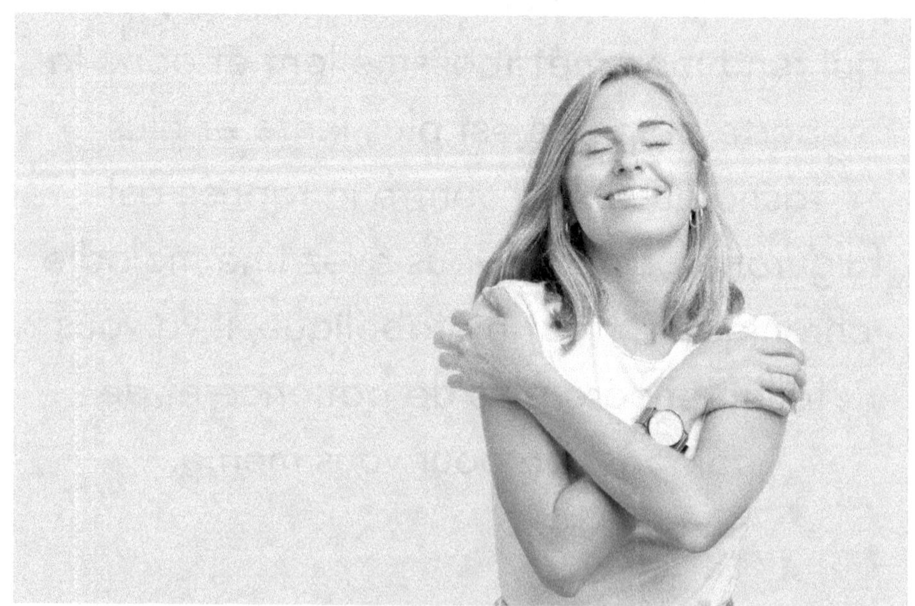

S'y mettre sans attendre !

Pourquoi attendre, prenez le bateau,
montez dans le train...
Prenez la décision !

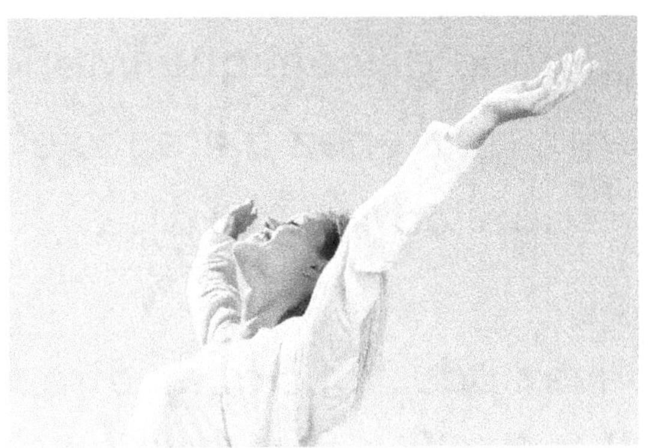

Affirmations positives :

Voici quelques affirmations positives dans lesquelles vous pouvez puisez pour vous aider à retrouver la forme et les formes qui vous conviennent.

Une action par jour, en forme toujours.

Et aussi trouvez des moyens d'atteindre vos objectifs plutôt que des "Tu dois", pire les "Tu dois" des autres (sociétés, famille, ami(e)s maladroitement bienveillant.

Je vais mieux manger au lieu de moins manger.

Devenez locavore, mangez moins de sucres, moins nourriture industrielle, buvez moins d'alcool, plus de légumes, plus de bons glucides (indice glycémique inférieur à 50 idéalement), apprenez à lire les étiquettes (application Yuka), ...

Ne vous privez pas, vous allez être frustré. Si vous faites un écart pas de soucis, rattrapez-vous sur le lendemain ou la semaine d'après.

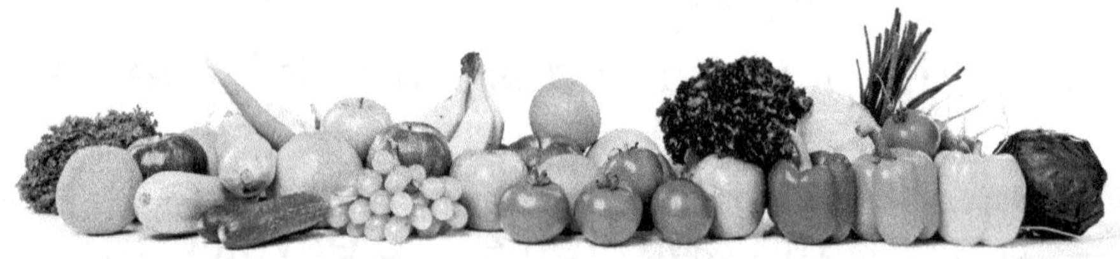

Mes notes personnelles

Mes notes personnelles

Mes notes personnelles

Je vais boire plus d'eau.

Il y a débat sur la quantité par jour donc je vous laisse juge.

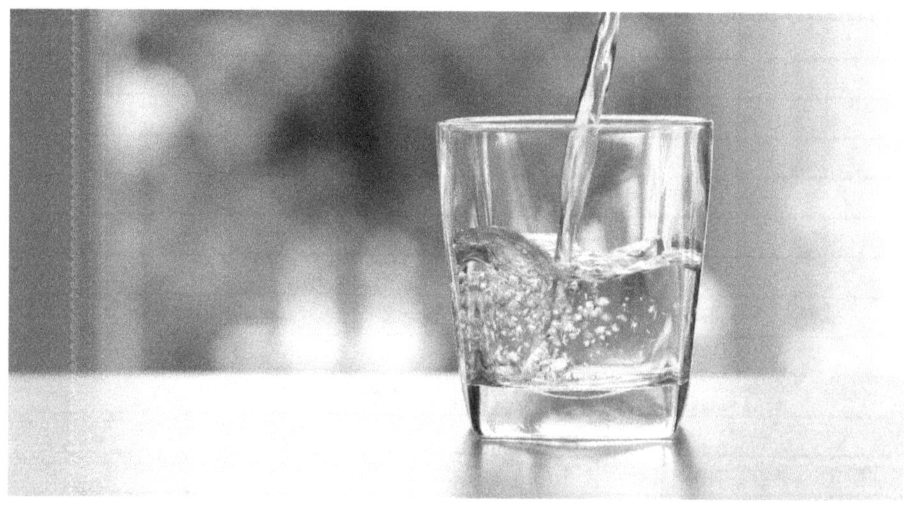

Mes notes personnelles

Mes notes personnelles

Mes notes personnelles

Je vais bouger mon corps 5 fois par semaine, même si ce n'est que 10-20 minutes par jour.

Il existe sur YouTube des vidéos courtes d'exercices, sinon je me fais ma propre routine tous les matins ou le soir. Vous pouvez aussi essayer de faire un certain nombre de pas en plus par jour... L'objectif est d'en faire un peu plus pour brûler plus de calories mais surtout garder notre "machine" corps en forme.

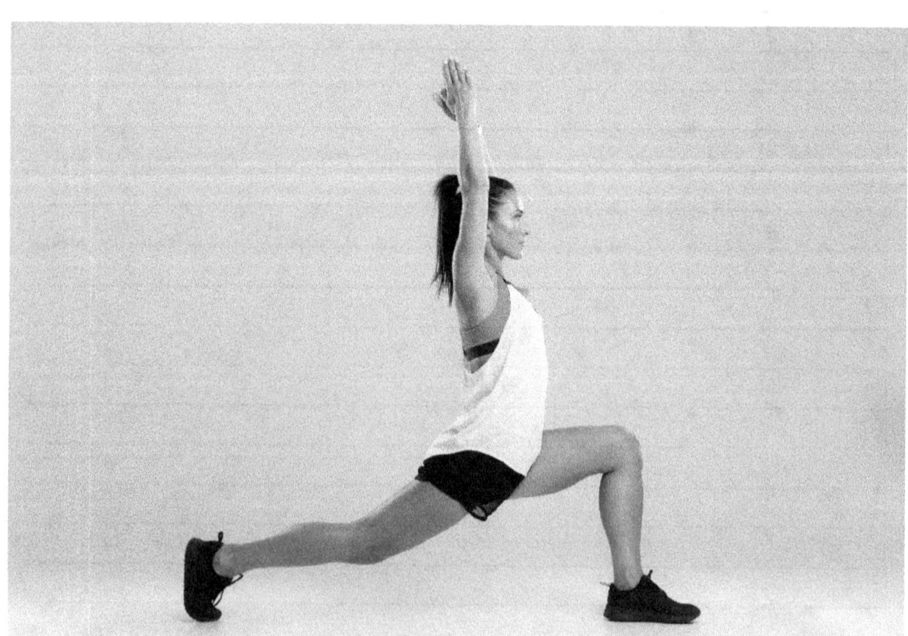

Mes notes personnelles

Mes notes personnelles

Mes notes personnelles

Je vais mieux dormir.

Vous pouvez monitorez votre sommeil avec l'application "Sleep" pour savoir de quelle quantité de sommeil vous avez besoin en moyenne par nuit.
Moi c'est 6 heures et je récupère mon déficit le week-end. Vous devez être à l'écoute de vos besoins et bien vous connaître.

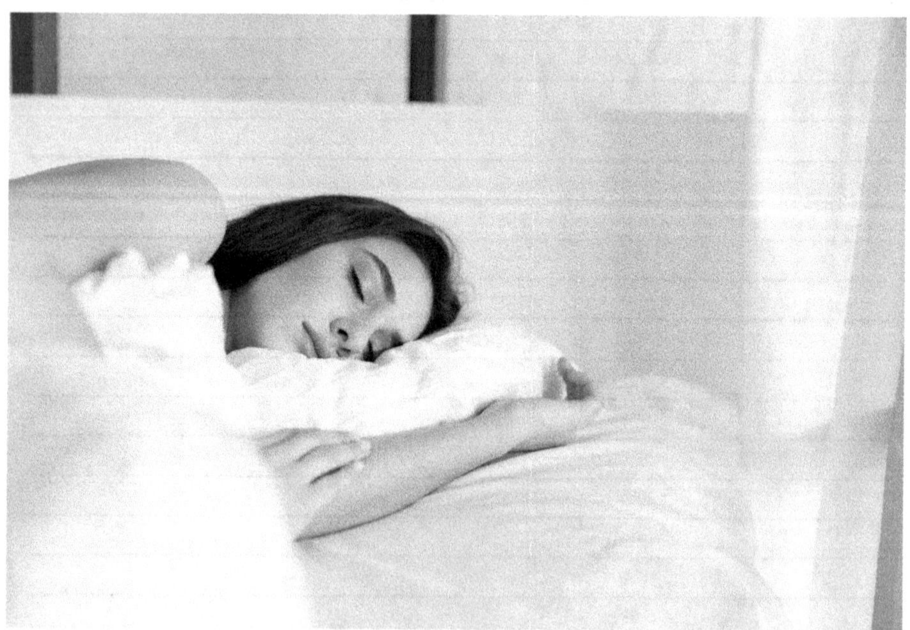

Mes notes personnelles

Mes notes personnelles

Mes notes personnelles

Sans me frustrer, je vais essayer de ne pas réagir à certaines tentations.

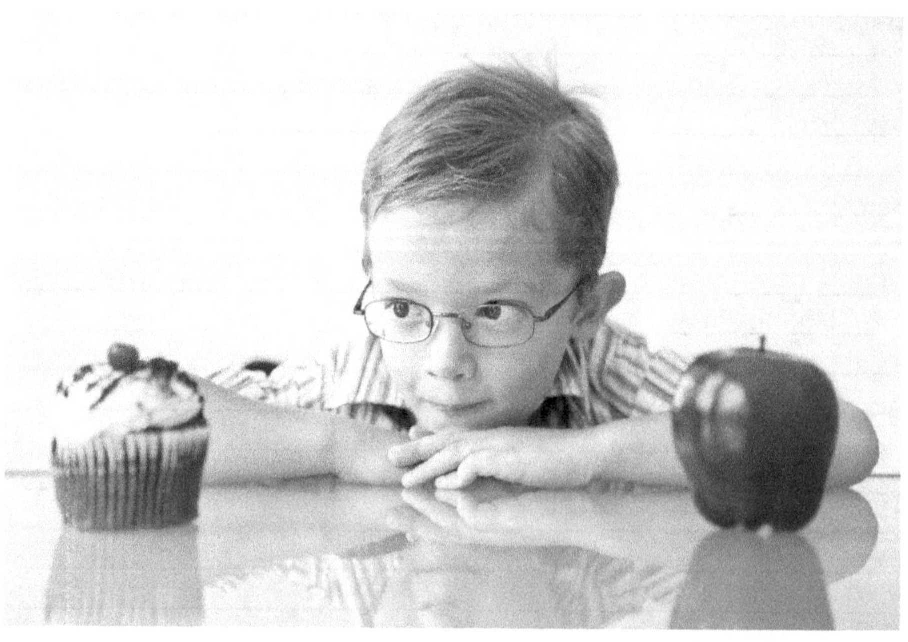

Mes notes personnelles

Mes notes personnelles

Mes notes personnelles

Je relève mes échecs avec humour et compassion.

J'analyse au lieu de culpabiliser et je repars sur le chemin.
"Quand on butte sur une Pierre, il ne faut pas se retourner sur la Pierre pour l'invectiver mais reprendre son chemin en apprenant à éviter les suivantes." Mfo librement inspiré par Lao Tseu.

Je verrai les obstacles comme une occasion d'apprendre, de grandir et surtout de mieux me connaître.

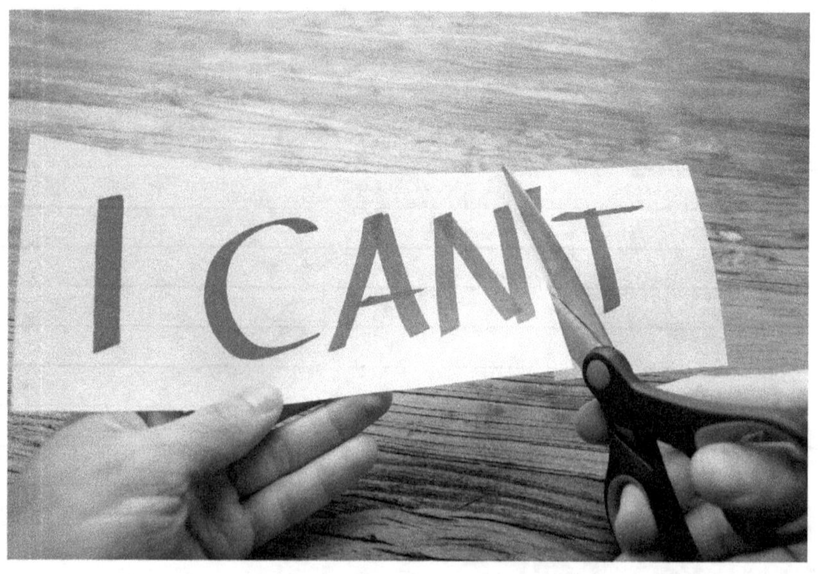

Mes notes personnelles

Mes notes personnelles

Mes notes personnelles

Je vais m'inspirer des gens et des choses positives qui sont dans ma vie.

Éloignez-vous des esprits chagrins, de ceux qui critiquent tout le temps et de ceux qui disent vous connaître mieux que vous même. Le positif amène le positif, le négatif, le négatif.

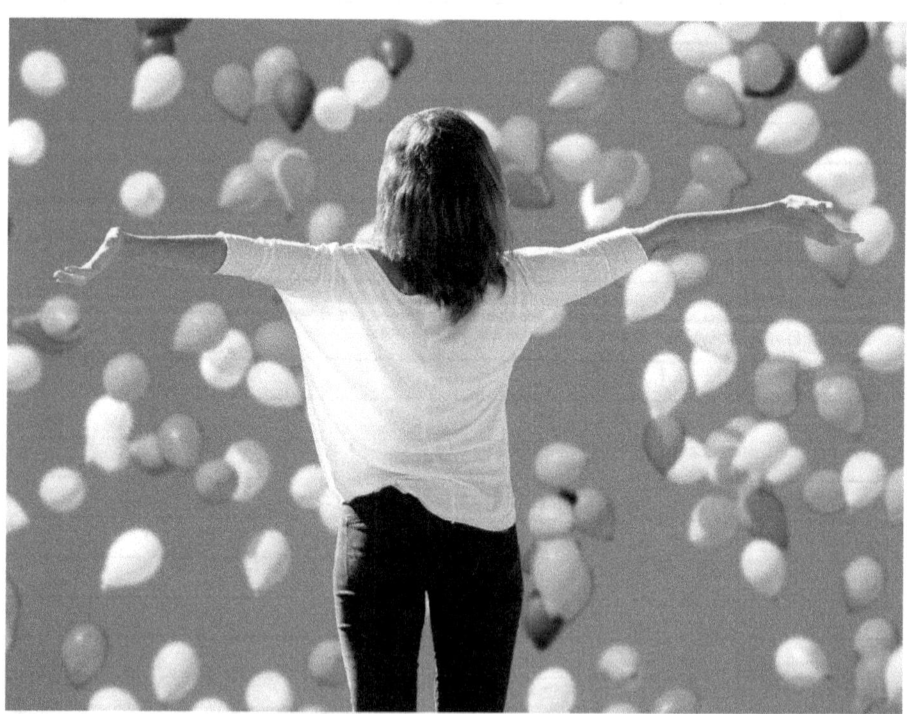

Mes notes personnelles

Mes notes personnelles

Mes notes personnelles

Je vois tout ceci comme un Challenge, un défi

Ce n'est pas un guerre contre moi-même, un examen ou une compétition. Je ne dois pas me comparer aux autres car quoiqu'il arrive comme j'ai décidé de faire quelque chose, je suis d'office gagnant !

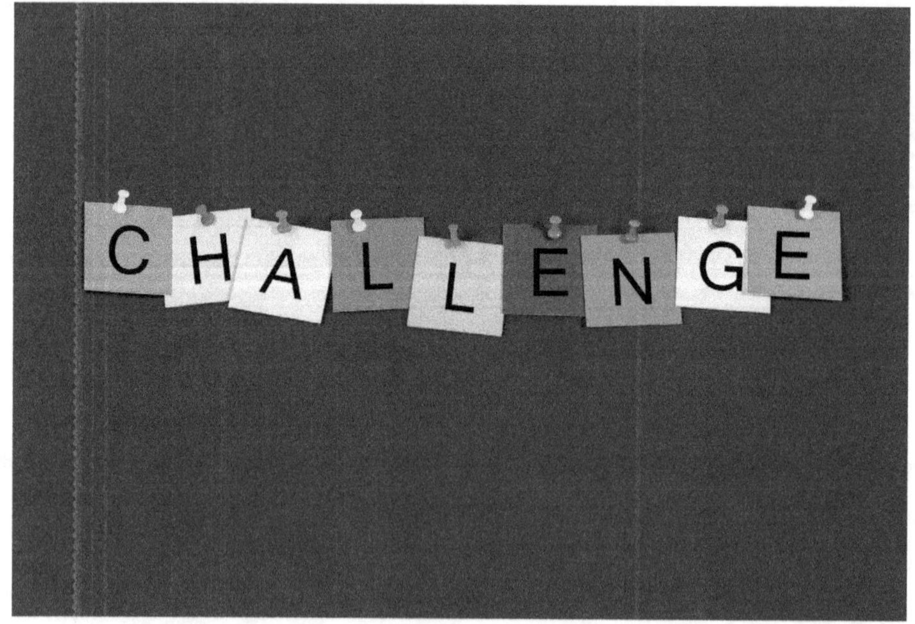

Mes notes personnelles

Mes notes personnelles

Mes notes personnelles

Je gère ma propre Vie et je crée des opportunités positives.

J'apprends ce qui est bon pour Moi. Je réfléchis mais pas trop et je m'améliore continuellement même si c'est très doucement.

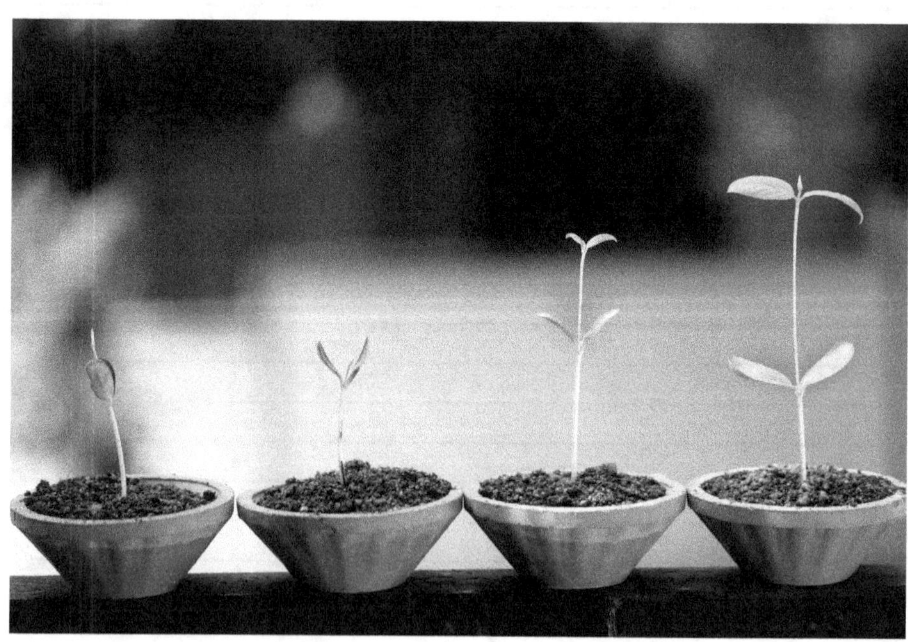

Mes notes personnelles

Mes notes personnelles

Mes notes personnelles

Quelques affirmations positives pour renforcer mon estime de moi :

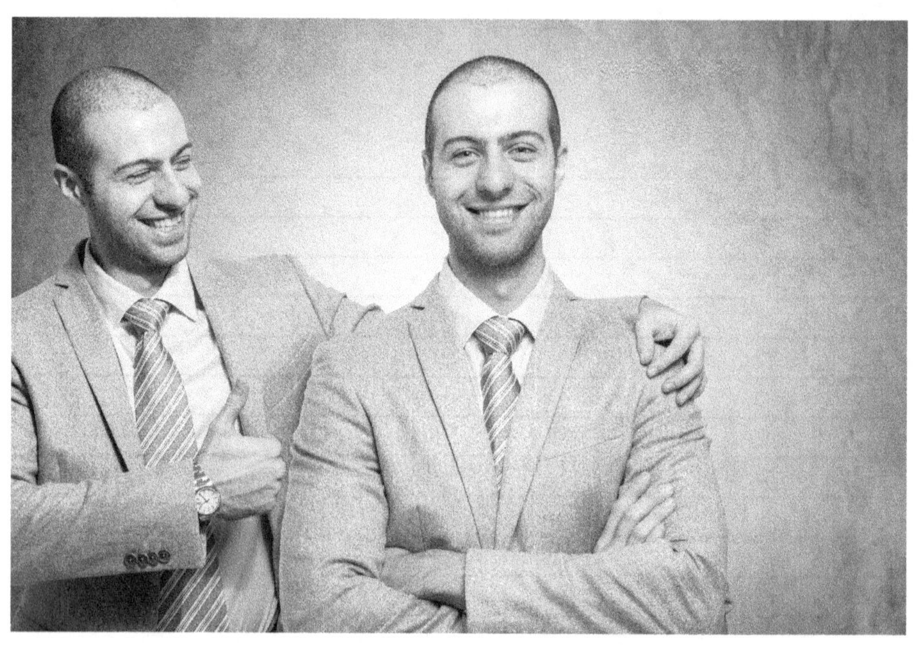

Attention ne pas confondre estime de soi et confiance en soi :

En termes simples, la différence entre l'estime de soi et la confiance en soi réside dans le ressenti et l'action. L'estime de soi s'apparente davantage à un sentiment, alors que la confiance en soi implique plus que cela. Elle suppose des actions.

Mes notes personnelles

Mes notes personnelles

Mes notes personnelles

Je m'aime et je suis aimé(e) tel(le) que je suis.

Jours après jours, je suis de plus en plus confiant(e).

Je m'aime et je m'accepte totalement.

Je suis parfait(e) tel(le) que je suis.

Je suis mon meilleur ami / ma meilleure amie.

Je suis important(e) et j'ai de la valeur.

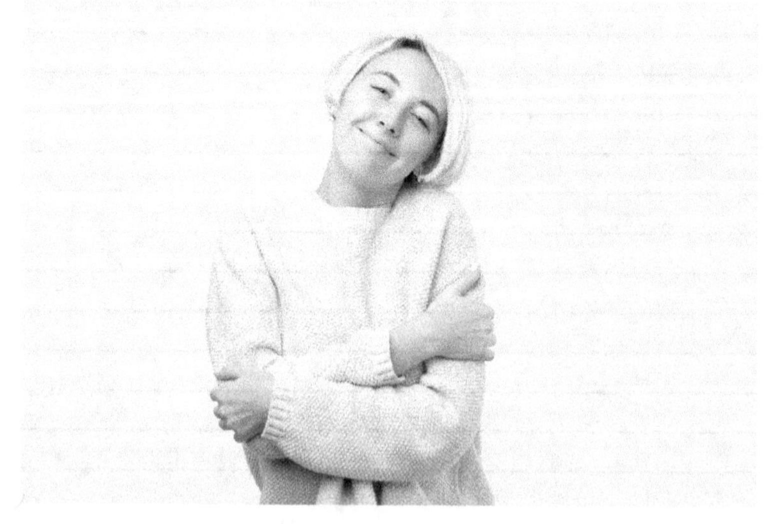

Mes notes personnelles

Mes notes personnelles

Mes notes personnelles

Je suis capable d'accomplir de grandes choses.

Je mérite l'amour et le respect.

Chaque jour, je m'affirme de plus en plus, avec bienveillance et authencité.

Je mérite de recevoir tous les bienfaits de l'Univers.

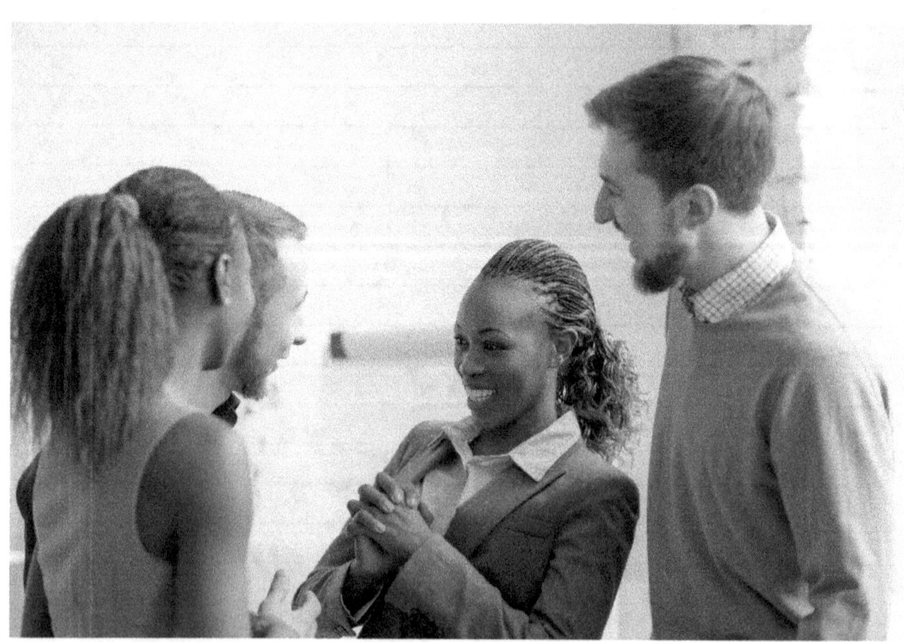

Mes notes personnelles

Mes notes personnelles

Mes notes personnelles

Je suis un être unique et merveilleux.

Je possède en moi toutes les ressources nécessaires pour réussir ma vie et accomplir mes projets.

Je décide d'agir en accord avec mes valeurs et mes besoins.

Je suis en paix avec moi-même.

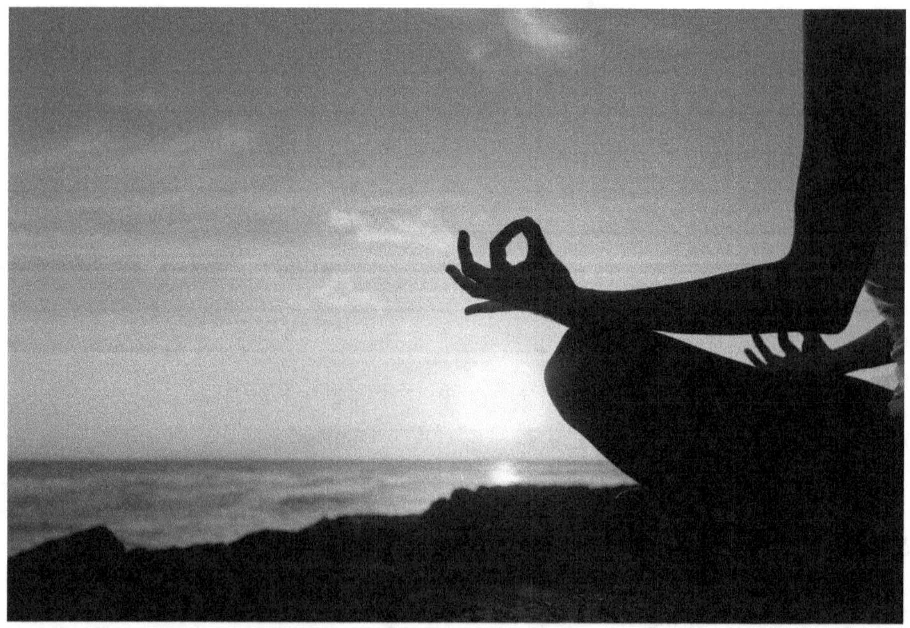

Mes notes personnelles

Mes notes personnelles

Mes notes personnelles

J'ai le droit d'être heureux / heureuse.

Je possède d'infinies capacités.

J'ai le droit d'être différent(e) tout en étant aimé(e) et accepté(e).

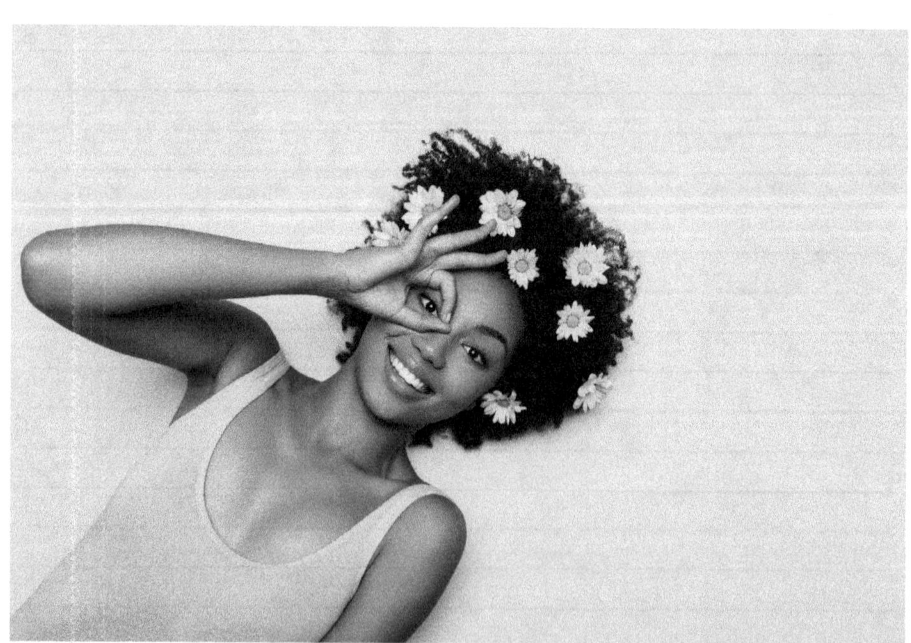

Mes notes personnelles

Mes notes personnelles

Mes notes personnelles

Je suis aussi belle / beau à l'intérieur qu'à l'extérieur.

J'illumine mon entourage.

Chaque jour, je décide de .... et je m'y tient.

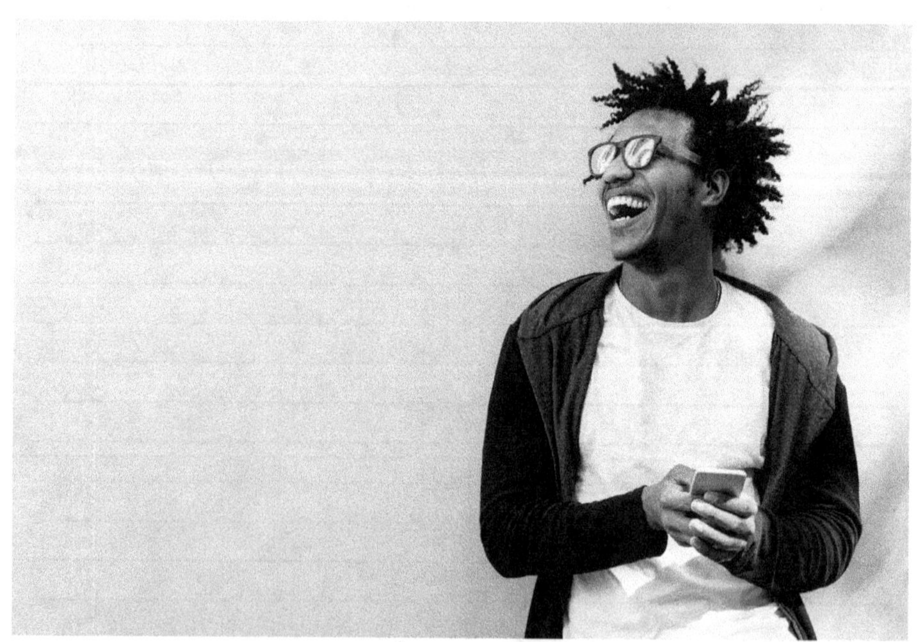

Mes notes personnelles

Mes notes personnelles

Mes notes personnelles

Et maintenant quelques affirmations positives pour renforcer sa confiance en soi, je les ai mis par secteurs de Vie.

Concernant mon bonheur :

Je ressens le bonheur et la joie à chaque instant de la journée.

Chaque matin, je me réveille en me sentant enthousiaste et heureux(se) à l'égard de ma vie.

Mon bonheur est contagieux, et je le transmets aux personnes qui m'entourent.

Lorsque je m'endors le soir, je me souviens de tous ces petits moments de bonheur car je sais que tout va aller bien dans ma vie.

Mes notes personnelles

Mes notes personnelles

Mes notes personnelles

Concernant le fait d'aller vers les autres :

J'aime rencontrer des personnes nouvelles et j'échange avec elles avec enthousiasme.

Je suis sociable et volontaire.

Je fais preuve de confiance dans le présent et dans l'avenir.
Autonome, persévérant(e), énergique et créatif(ve), j'inspire la confiance dans tout ce que j'entreprends.

Face à un problème à résoudre, je sais me concentrer sur les solutions et je finis toujours par trouver la meilleure.

Le changement ne m'effraie pas car je m'adapte avec facilité à toute nouvelle situation.

Mes notes personnelles

Mes notes personnelles

Mes notes personnelles

Concernant l'amour que j'ai pour Moi

Je m'aime profondément et complètement.

Je suis quelqu'un d'unique et je m'accepte tel que je suis.

Quoi qu'il arrive, je m'accepte pleinement.

Je suis tout à fait digne des meilleures choses que la vie me propose.

Tous les jours, je choisis d'être fier(e) de ma vie et de tout ce que j'accomplis.

Je suis une personne de confiance, intègre et fiable, je respecte mes engagements.

Je fais ce que je dis.

Mon esprit est rempli de pensées positives, nourrissantes et motivantes.

Mes notes personnelles

Mes notes personnelles

Mes notes personnelles

Concernant les relations amoureuses :

Mon/Ma partenaire et moi partageons un amour puissant et profond l'un pour l'autre.

Mon/Ma partenaire a tout mon respect et toute mon admiration.

Je ne vois que le meilleur en lui/elle.

J'aime mon/ma partenaire telle qu'il/elle est et j'apprécie toutes ses qualités uniques.

Mon/Ma partenaire et moi savons comment communiquer ouvertement et savons résoudre les conflits de manière pacifique et respectueuse.

Dans ma relation amoureuse, je peux être totalement moi-même et parfaitement authentique.

Mes notes personnelles

Mes notes personnelles

Concernant l'atteinte de mes objectifs

Je réussis ce que j'entreprends car je crois en mon succès.

Les défis ne me font pas peur, je trouve facilement des solutions et franchis rapidement les obstacles.

Chaque difficulté est un tremplin vers le succès car j'apprends de mes erreurs et de mes échecs.

Je réussis ma vie maintenant, mais je travaille pour mes succès à venir.

Je décide de réussir car je sais que c'est une réalité qui m'attend à l'arrivée.

Mes notes personnelles

Mes notes personnelles

Concernant ma santé et mon bien-être :

Chaque cellule de mon corps vibre de santé et d'énergie, et tous les organes de mon corps fonctionnent parfaitement.

Quotidiennement, j'apporte à mon corps tous les aliments sains dont il a besoin pour être en pleine forme.

A chaque respiration, je libère mon corps du stress.

J'envoie de l'amour tous les jours à tous les organes de mon corps.

Chaque nuit, je dors profondément et paisiblement, et je me réveille chaque matin rempli d'énergie et reposé(e).

Mes notes personnelles

Mes notes personnelles

Concernant mon ancrage dans le présent :

Tout va bien maintenant.

Je suis pleinement présent dans toutes mes relations.

J'observe mes émotions, j'ose les libérer.

Je me libère du passé et je vis pleinement le moment présent. Je construis mon futur.

Je suis reconnaissant pour ce moment et j'éprouve de la joie.

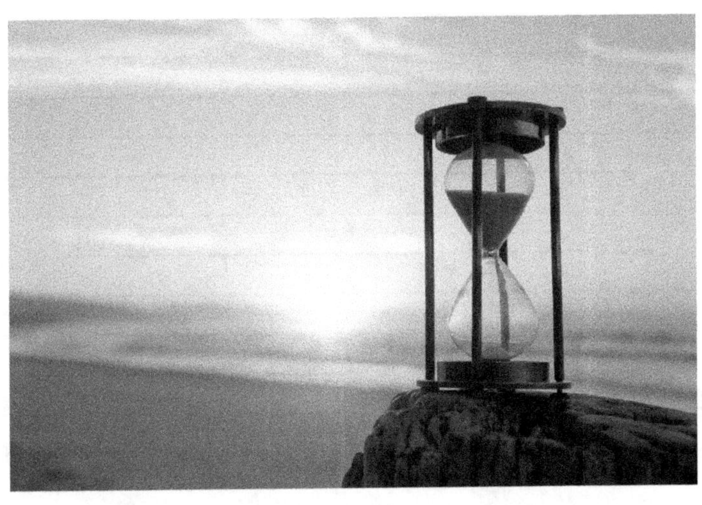

Mes notes personnelles

Mes notes personnelles

Concernant mon calme intérieur, ma sérénité :

Je prends une respiration profonde, la tranquillité envahit mon corps.

Je médite quotidiennement ou j'utilise des techniques de relaxation.

Être calme et détendu remplissent mon être et mon esprit d'une énergie infinie.

J'inspire le calme, j'expire le stress.

Je reste calme et centré, même lorsque tout est chaos autour de moi.

Mon esprit et mon corps flottent dans une profonde paix intérieure.

Mes notes personnelles

Mes notes personnelles

Concernant ma famille, mes ami(e)s, mes collègues :

Je sème les graines de la paix et de la joie partout où je vais.

Je sais m'entourer de gens positifs et qui partagent les mêmes valeurs que moi.

J'ai fait de mon lieu de travail un endroit calme et paisible.

J'aime les gens par nature.

Je prends plaisir à leur sourire et je vais à leur contact naturellement.

Mes amis, ma famille et moi formons un mélange de personnaités équilibré.

Mes notes personnelles

Mes notes personnelles

Mes autres livrets/eBook
pour vous aider

<u>Carnet de Méditation colorée – Les petites notes qui font du bien: VERSION COULEUR – 6x9 – Ce Carnet vous aide à retrouver la paix intérieure en vous ... sur une couleur en fonction de vos besoins</u> de Marie Motivation

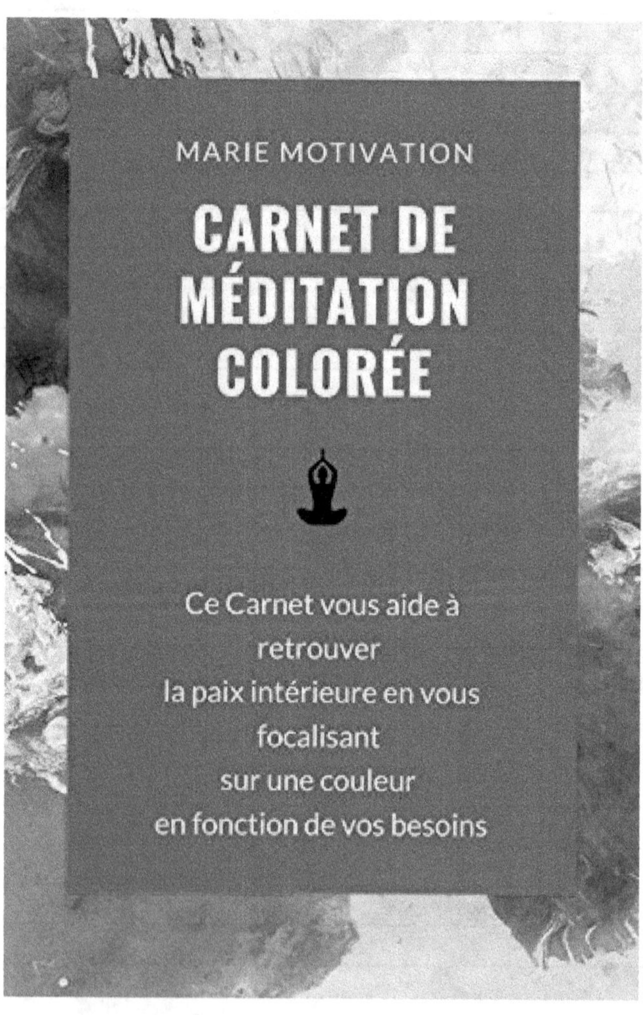

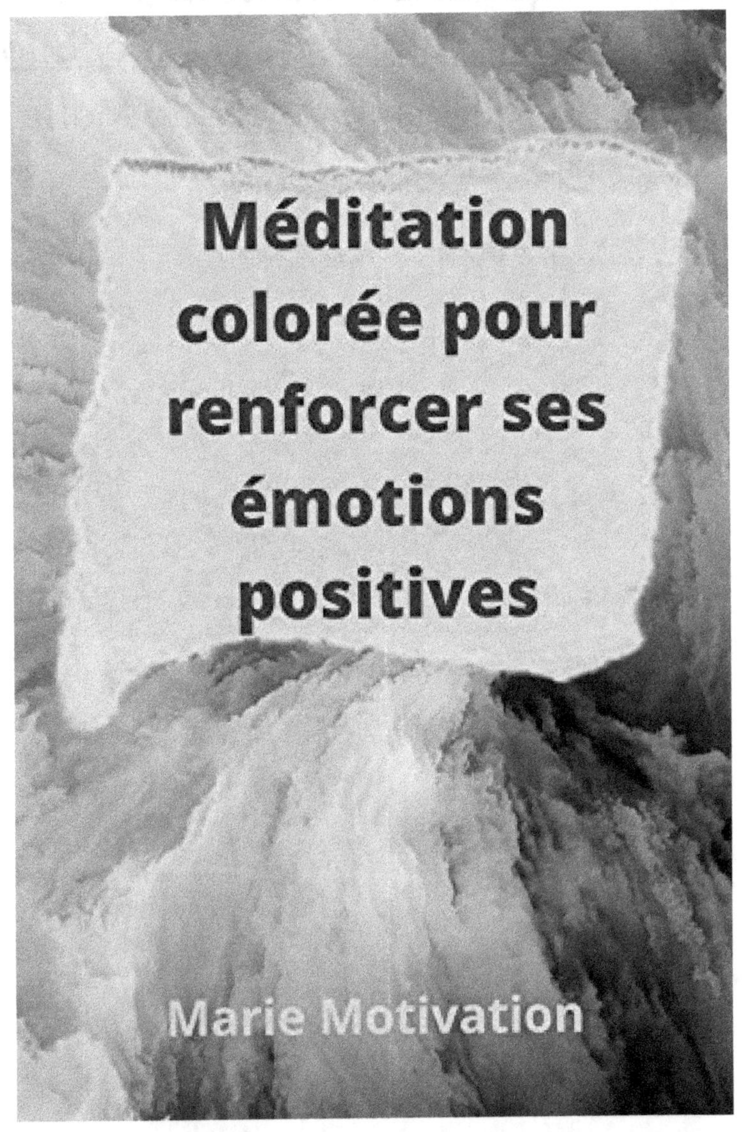

Méditation
colorée pour
renforcer ses
émotions
positives
Marie Motivation

Mon Carnet de Motivation anti procrastination: Pour ne pas reporter à demain ce qui peut être fait aujourd'hui ! Pour le travail à la maison, au ... citations planning feuilles de notes de Marie Motivation

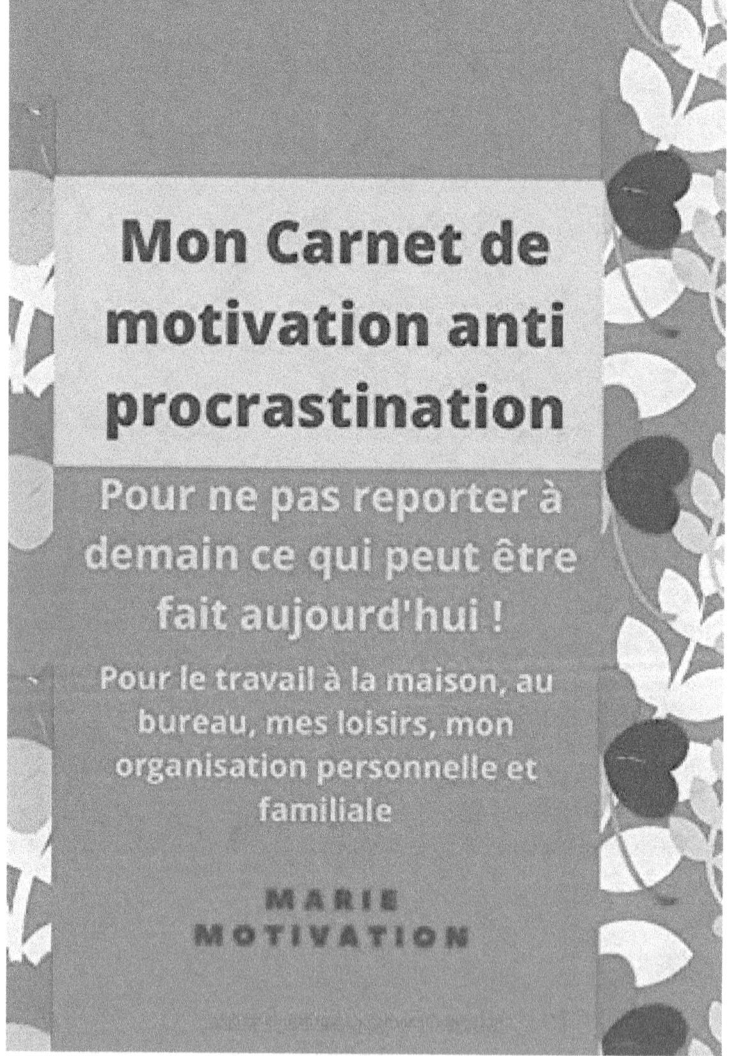

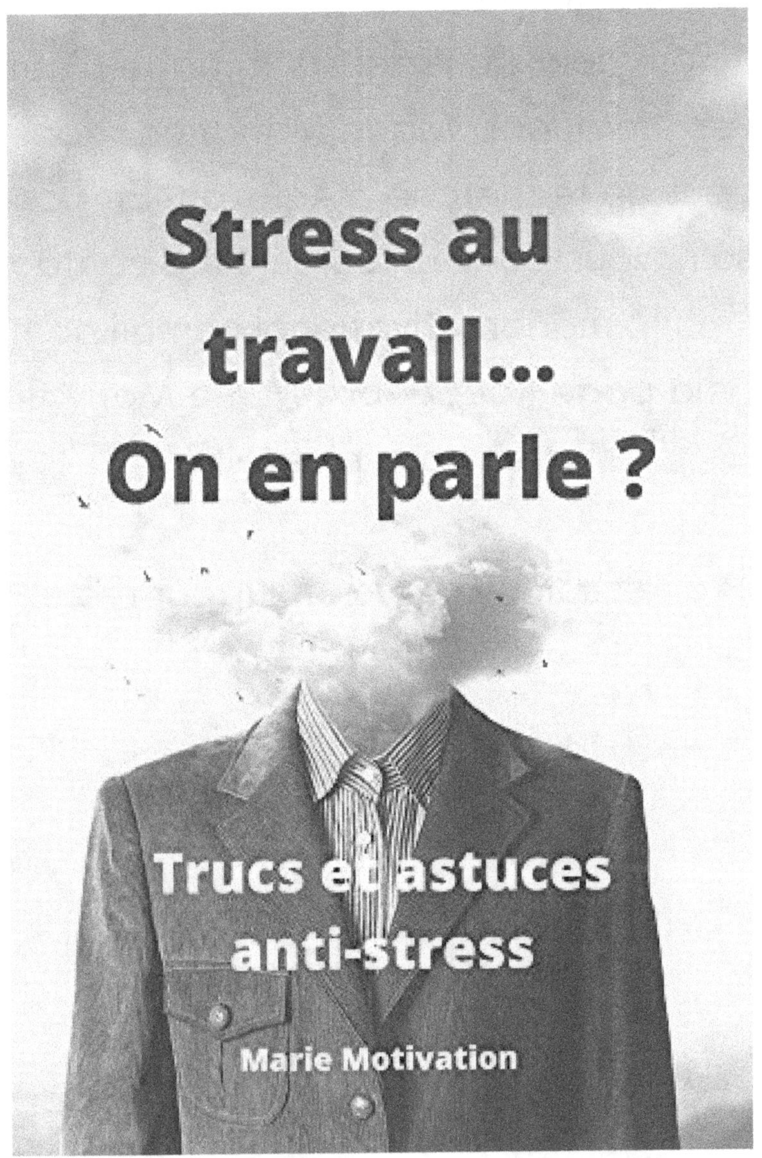

Stress au
travail...
On en parle ?
Trucs et astuces
anti-stress
Marie Motivation

Voilà j'espère que ce livret vous aura plu..
N'hésitez pas à consulter les autres eBook et
livrets de ma bibliothèque en cliquant sur
mon nom pour accéder à ma page d'auteur
ou en indiquant "Marie Motiation" dans le
moteur de recherche d'Amazon. En cas de
besoin, vous pouvez toujours me contacter
par mail : mariemotivationok@gmail.com ou
via ma page Facebook : Marie Motivation
avec vous plus loin.

Prenez soin de vous et surtout restez
motivé(e) !

Marie Motivation

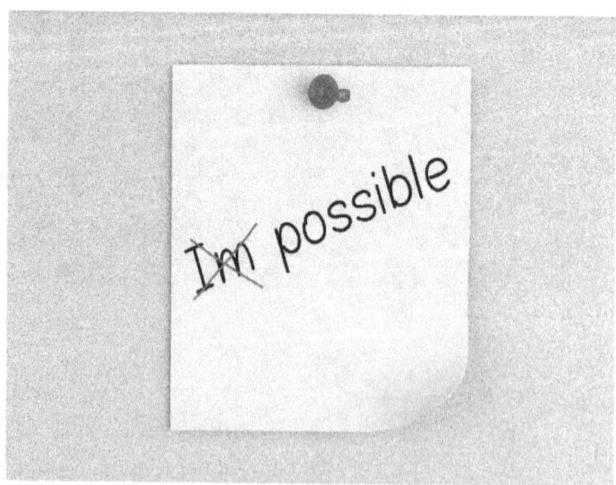

www.ingramcontent.com/pod-product-compliance
Lightning Source LLC
Chambersburg PA
CBHW070813170726
48000CB00017B/897